Dildara Yuldasheva

Propriedades do sangue e da microcirculação do fígado e dos rins

Dildara Yuldasheva

Propriedades do sangue e da microcirculação do fígado e dos rins

Uma tirotoxicose experimental

ScienciaScripts

Imprint
Any brand names and product names mentioned in this book are subject to trademark, brand or patent protection and are trademarks or registered trademarks of their respective holders. The use of brand names, product names, common names, trade names, product descriptions etc. even without a particular marking in this work is in no way to be construed to mean that such names may be regarded as unrestricted in respect of trademark and brand protection legislation and could thus be used by anyone.

Cover image: www.ingimage.com

This book is a translation from the original published under ISBN 978-620-2-06796-6.

Publisher:
Sciencia Scripts
is a trademark of
Dodo Books Indian Ocean Ltd. and OmniScriptum S.R.L publishing group

120 High Road, East Finchley, London, N2 9ED, United Kingdom
Str. Armeneasca 28/1, office 1, Chisinau MD-2012, Republic of Moldova, Europe
Printed at: see last page
ISBN: 978-620-7-94546-7

ÍNDICE DE CONTEÚDOS

INTRODUÇÃO

A glândula tiroide (TG) é um dos principais elementos do sistema endócrino. Ela ocupa um lugar importante no equilíbrio hormonal global de um organismo e exerce o impacto regulador nas suas principais funções - crescimento do corpo, desenvolvimento e formação dos órgãos internos, metabolismo.

Nas representações modernas, a TG desenvolve uma série de componentes iodados fisiologicamente activos, dos quais o principal é a tiroxina. Sob o seu controlo estão as principais funções fisiológicas de um organismo como, por exemplo, a produção de calor, a troca de proteínas, gorduras, hidratos de carbono, vitaminas, electrólitos e água. O funcionamento normal de quase todos os sistemas de um organismo depende do estado de produção das hormonas TG. Clinicamente, as doenças dos TG podem ocorrer com aumento da secreção - síndrome de hipertiroidismo, ou depressão - síndrome de hipotiroidismo [21]. Um hipertiroidismo - o elevado teor de hormonas da tiroide no plasma devido ao aumento da sua biossíntese e secreção de TG. O termo generalizado "tireotoxicose" aplica-se ao processo patológico cujas implicações clínicas e bioquímicas estão ligadas ao aumento da manutenção do nível de hormonas tiroideias livres no sangue [2].

Tirotoxicose (TT) - a clínica polietiológica - síndrome bioquímico que se desenvolve como resultado da ação de excesso crónico das hormonas tiroideias (tiroxina - T4 e 3, 5, 3 '-triiodotironina - T3) nos corpos e tecidos. Na maioria dos casos, a TT é uma consequência da hiperfunção da TG que surge na sua doença mais comum - um bócio tóxico difuso (DTG, doença de Graves) e também no adenoma tóxico (síndroma de Plummer), um craw tóxico multinodal (síndroma de Marina-Lenkhart) e uma TT ectópica dependente da tirotropina [69].

A prevalência de uma síndrome de TT na população é de 0,5 - 1,2% [12, 56]. Este síndroma atinge frequentemente pessoas com idades até aos 40 anos, sendo 10 vezes mais frequente nas mulheres (2%) do que nos homens (0,2%) [14, 49, 61].

Considera-se que, no mundo, cerca de mil milhões de pessoas vivem em territórios onde se regista uma carência de iodo, que é facilmente corrigida através da utilização de sal iodado e, em certos casos, de água ou da utilização parentérica de óleo iodado. A ingestão de iodo tem uma certa influência na prevalência tanto da hipo como da hipertiriose. O excesso de iodo pode causar um hipotiroidismo e/ou uma craw [50], mas em caso de existência de nós de funcionamento autónomo ou de formas subclínicas de DTG, pode ser a causa de uma hipertiriose [33]. Como considera A. P. Weetman (2003), em ambos os casos (insuficiência de "evasão" do efeito Wolf - Chaikoff ou iodo - fenómeno Basedow) os TG são expostos à destruição com a subsequente representação dos antigénios dos TG nas gaiolas do sistema imunitário, levando ao desenvolvimento de um processo autoimune [66].

O Bócio Tóxico Difusivo (DTG) é uma doença autoimune organo-específica [58], com predisposição hereditária que tem como origem o desenvolvimento de auto-anticorpos estimuladores dos receptores da hormona estimulante da tiroide (TSH) localizados no tirócito [56]. O mais estudado é o estimulador de funcionamento da TG LATS (Long Acting Thyroid Stimulator). Encontra-se no soro de DTG doentes em 17 - 76% das observações. Num TT de LATS é atribuído em 89 - 100% dos casos. Juntando a interação do LATS com os receptores de TSH nos tirócitos, o estimulante da tiroide provoca o aumento da síntese das hormonas T3 e T4, o que leva ao aparecimento de um estado de TT [13, 56, 65].

Sob a influência das hormonas da tiroide, praticamente todos os órgãos e sistemas estão envolvidos no processo patológico: nervoso, cardiovascular, respiratório, digestivo, músculo-esquelético, endócrino e sanguíneo [19, 69].

O envolvimento no processo patológico dos sistemas nervosos central e periférico numa TT é tão óbvio que os médicos chegam a chamar a esta doença "neyrothyreos", "thyronevros" [4, 9, 42]. Os distúrbios vegetativos clínicos, com síndroma alarmante e depressivo, explosivo e distrófico, asteno-vegetativo, encontram-se frequentemente em doentes com TT, tendo-os ligado à intensificação hormonal do metabolismo nos tecidos cerebrais [8, 56]. O órgão-alvo mais importante nas disfunções da TG é o coração. A influência do aumento da secreção de hormonas TG no funcionamento do sistema cardiovascular foi estabelecida há mais de 200 anos. Em 1785, o médico da

Grã-Bretanha Caleb Parry notou pela primeira vez a comunicação entre um tumor no campo dos TG e o desenvolvimento de uma insuficiência cardíaca, tendo observado ao mesmo tempo uma hipertrofia do coração [69]. Em 1899, R. Kraus introduziu o termo "cardiotirotoxicose", sob o qual se compreende o complexo sintomático das perturbações da atividade do sistema cardiovascular causadas pela ação tóxica do excesso de hormonas da tiroide, que se caracteriza pelo desenvolvimento de hiperfunção, hipertrofia, distrofia, cardiosclerose e insuficiência cardíaca [58]. Como resultado do excesso de entrada no sangue das hormonas da tiroide, a taxa de oxidação aeróbica, a utilização de piruvato e ácidos gordos aumentam, a permeabilidade das membranas mitocondriais dos cardiomiócitos, a taxa de transferência transmembranar de iões aumenta, a sua concentração intracelular à custa do aumento da atividade da NA^+, K^+ ATPase de um retículo sarcoplasmático diminui. A dissociação dos processos de fosforilação oxidante, a diminuição da eficiência da troca de tecidos torna-se percetível, os processos de compensação do metabolismo amplificam-se, a necessidade de oxigénio dos tecidos aumenta, a troca principal aumenta, o que leva finalmente ao aumento da bomba e da função contrátil do miocárdio, taquicardia compensatória [55]. A absorção reforçada de oxigénio e a utilização de nutrientes num hipertiroidismo colocam grandes exigências ao dispositivo hemopoiético e aos sistemas de síntese das proteínas de transporte do soro. Com o avanço da doença, pode desenvolver-se anemia, devido ao desgaste da atividade regeneradora do sistema de hemogénese. Há uma leucopenia, uma linfocitose absoluta ou relativa [68]. Num TT, a quantidade total de sangue pode aumentar à custa do plasma e do aumento da massa de eritrócitos.

Os glóbulos vermelhos (RBC) são as células mais "flexíveis" do organismo dos mamíferos: podem mudar a sua forma para estruturas elipsoidais sob a influência de forças externas mais facilmente do que outras células. A forma bicôncava - discoide e a ausência de núcleo e organelos são as principais caraterísticas das hemácias, que, além de seu esqueleto de membrana especialmente organizado, representam os principais determinantes da deformabilidade dessa célula. O esqueleto da membrana celular está obviamente intrinsecamente envolvido na regulação ativa da deformabilidade das hemácias. Os glóbulos vermelhos são as células sanguíneas dominantes devido à sua população relativa no sangue, enquanto os glóbulos brancos (leucócitos) e as plaquetas têm contribuições não significativas para a fluidez do sangue em condições fisiológicas. Os leucócitos só podem influenciar a fluidez do sangue se o seu número por unidade de volume de sangue atingir valores extremos (por exemplo, em doentes leucémicos) [3]. As plaquetas têm uma influência proeminente nos processos trombóticos, o que pode incluir interferência nos factores reológicos do sangue. Além disso, o comportamento mecânico das hemácias, como a deformabilidade celular, é significativamente influenciado por processos patológicos [38].

O sistema ósseo de um organismo desempenha uma função básica, é um armazenamento peculiar de iões de cálcio e fósforo, apoiando uma homeostase destes minerais vitais, e a existência de medula óssea no seu interior proporciona também uma hemapoiese. Normalmente, a TT prossegue com a reabsorção elevada de cálcio e fosfato dos ossos de um esqueleto e a sua excreção reforçada pela urina. É causada pela desmineralização dos ossos com alterações fibrosas e osteoporose, com diferentes graus de expressão. A inter-relação entre a patologia da TG e o estado do tecido ósseo foi observada pela primeira vez em 1891, quando Recklinghausen descreveu fracturas múltiplas em doentes com TT não curada [2, 14, 65]. A investigação da reabsorção reforçada do tecido ósseo na TT considera a diminuição do nível da hormona paratiroide, o aumento do conteúdo de cálcio e fósforo no soro sanguíneo e a deterioração da absorção de cálcio no trato digestivo [56].

A condição morfológica e funcional do trato digestivo é importante na regulação da taxa de uma das primeiras fases de entrada de nutrientes no sangue, e através dele - para outros órgãos. O hipertiroidismo é seguido por um esvaziamento gástrico normal com baixa acidez, aceleração da mobilidade de um intestino que leva a uma diarreia. A esteatorréia está ligada a uma hiperfagia e estimulação dos sistemas adrenérgicos [7, 18]. No pâncreas de ratos com hipertiroidismo experimental provocado pela administração de hormonas da tiroide, observam-se alterações morfológicas: diminuição da quantidade de ilhas, do tamanho dos ácinos e das células acinosas. A tiroxina reduz a massa de células β através do aumento da apoptose [26]. Tudo isto leva à depressão do nível basal de insulina e à sua secreção sob a influência da glucose, com o desenvolvimento de perturbações do metabolismo, até ao desenvolvimento de diabetes mellitus [15].

Nos doentes com TT, o equilíbrio fisiológico entre o sistema pró-coagulante e anticoagulante do sangue é perturbado. [Nos últimos anos, a literatura tem discutido ativamente questões relacionadas com perturbações no sistema de hemostase em doentes com patologia de TG. Os mecanismos que estão na origem de uma elevada mortalidade vascular nas doenças dos TG permanecem obscuros [53]. Talvez os distúrbios hemocoagulativos sejam a razão deste fenómeno. Em 1913, Kaliebe descreveu um caso de coágulo venoso cerebral num doente com hipertiroidismo, tendo pela primeira vez associado estas doenças. O tromboembolismo torna-se percetível em 18% dos mortos devido a uma TT [melnik]. O aumento da coagulabilidade do sangue devido à depressão das ligações anticoagulantes e fibrinolíticas do sistema anticoagulante do sangue e o aumento do nível de fibrinogénio tornam-se perceptíveis. No hipertiroidismo experimental, a formação rápida dos primeiros fios de fibrina com a formação mais lenta de um coágulo é caraterística do processo de coagulação do sangue [20]. Belchikov YG, Marotta SE (2010), num TT, observam o aumento do nível dos factores que promovem a resistência à heparina, incluindo a deficiência de antitrombina [6] e a perturbação da fibrinólise [60].

Ao mesmo tempo, todos os processos patológicos num organismo ocorrem sempre com a participação do sistema microcirculatório. O avanço de qualquer doença é acompanhado por alterações das propriedades reológicas do sangue, especialmente ao nível de um leito microcirculatório do sistema circulatório do sangue. Os factores mais importantes da microcirculação são a viscosidade, a tensão e a taxa de deslocamento do sangue [35].

Os principais indicadores de uma hemorreologia são as propriedades electrocinéticas das membranas dos eritrócitos, que são o clone mais numeroso de células de um sangue normal, a taxa de deslocamento de um fluxo e a viscosidade dinâmica de um sangue.

[29, 69]. A principal propriedade de uma membrana celular é a permeabilidade, que define uma homeostase intracelular. As perturbações da permeabilidade das membranas dos eritrócitos levam à alteração do equilíbrio dentro e fora das células e, consequentemente, à alteração dos parâmetros electrocinéticos das membranas que definem o seu comportamento no sangue. Estas perturbações, que reduzem a plasticidade, a deformabilidade, aumentam a capacidade de agregação e adesão dos eritrócitos. A alteração das propriedades das membranas dos eritrócitos conduz, por um lado, a perturbações dos parâmetros reológicos do sangue e, por outro, à diminuição do grau de saturação dos eritrócitos e da oxihemoglobina [30, 41, 51]. O aumento da viscosidade do sangue, que acompanha permanentemente os distúrbios membranares, promove o aparecimento de alterações microcirculatórias nos órgãos internos e interrompe as suas funções. A inter-relação dos parâmetros reológicos de um sangue com alterações ao nível de um leito microcirculatório fornece a pista para a compreensão dos principais elos de uma patogénese de distúrbios de uma circulação local [16, 28].

Em 1666, Malpighi observou pela primeira vez o sistema de microcirculação de um fígado em condições intravitais e descreveu os lóbulos hepáticos funcionais (acinus) que estão em estreita ligação com os microvasos aferentes. Desde então, a ideia de unidade estruturalmente funcional de um fígado desenvolveu-se e transformou-se. Em 1833, Kiernan formulou o conhecido conceito de lóbulo geksonal como unidade estruturalmente funcional do fígado, centrado em torno de uma vénula hepática terminal. As suas representações foram incluídas na vida e cobriram os pontos de vista dos fisiologistas sobre o acinus funcional com o eixo que traz os vasos sanguíneos. Só nos finais dos anos quarenta do século XX é que surgiram trabalhos sobre o estudo do sistema de microcirculação do fígado através de métodos avançados de biomicroscopia [70], que estão entre os métodos mais adequados de investigação que permitem compreender o valor funcional das estruturas visíveis. Nestes trabalhos, foi demonstrado de forma convincente que, em condições intravitais, uma unidade funcional de um fígado, no fornecimento de sangue, não é o lóbulo geksonal clássico, mas a massa de parênquima, localizada à volta da vénula portal, dos canais linfáticos e dos nervos. Estes dados serviram como pré-requisito científico para a revisão crítica do conceito de Kiernan e para a criação de novas ideias sobre a estrutura e a atividade do sistema de microcirculação do fígado. Estes dados tiveram o seu desenvolvimento mais completo nos trabalhos de Rappoport que complementaram a biomicroscopia com o estudo da organização estrutural do fígado. O componente microcirculatório de um elemento funcional tem ordenado com precisão a própria angioarquitectónica caraterística de cada órgão. Nele distinguem-se um elo resistivo (uma arteríola, uma metarteríola, um esfíncter pré-capilar), metabólico (capilares, pós-capilares), condensador (vénula), e também o sistema de capilares linfáticos. Ao nível de um elemento funcional do fígado, através de mecanismos de homeostase e homeocinese, é implementada a unidade de ajuste, fornecimento de sangue, metabolismo e função de um órgão em geral [24].

A manutenção de um fluxo sanguíneo hepático adequado é também crucial para a homeostase [31, 64]. O fígado é um dos principais órgãos onde ocorre a desiodação da tiroxina para a formação de uma forma ativa ou inativa de triiodotironina. Os hepatócitos desempenham um papel importante na regulação da tiroxina que circula no sangue, na inativação das suas quantidades em excesso. O fígado inativa com especial rapidez as quantidades excessivas de tiroxina e normaliza assim o aumento da quantidade de hormonas no sangue. O excesso de T3 provoca uma apoptose das células do fígado [60,68]. Surge uma esteatose intra-hepática moderada, penetração de linfócitos na área portal, hiperplasia das células de Kupffer. Num hipertiroidismo experimental em hepatócitos, 60% das mitocôndrias foram parcialmente destruídas sob a forma de danos nas membranas externas e diminuição do número das suas cristas [5].

O sistema circulatório dos rins tem as seguintes caraterísticas No hilo renal, a artéria divide-se em ramos interlobares que, no limite das camadas cortical e cerebral, passam para as artérias arqueadas. As últimas artérias interlobulares, que dão origem a um leito de microcirculação dos rins, são encaminhadas para a substância cortical. As numerosas arteríolas que dão origem à primeira rede de capilares de um glomérulo renal são formadas por artérias interlobulares. Num glomulus de departamentos externos de uma camada cortical, a arteríola de entrada divide-se em redes de capilares arteriais que se anastomosam amplamente entre si e que, fundindo-se, formam as arteríolas de saída. O seu diâmetro é duas vezes inferior ao diâmetro das arteríolas de entrada. As arteríolas de saída dividem-se em redes de capilares que entrançam um canalículo nas zonas cortical e cerebral externa.

Os rins também desempenham um papel importante no metabolismo das hormonas da tiroide. As hormonas da tiroide aceleram a altura dos rins, aumentam a hemodinâmica renal, o mecanismo renal de regulação da troca de sais e água [62]. As funções dos rins também são sensíveis ao efeito das hormonas da tiroide, e estas no organismo de um rim respondem ao aumento da quantidade com o aumento da filtração glomerular e uma poliúria fraca. O excesso de hormonas tiroideias leva à diminuição da perfusão renal que estimula o desenvolvimento de uma renina, com a subsequente ativação de uma angiotensina [14]. O nível elevado de renina também estimula a secreção de aldosterona, que intensifica a reabsorção de sódio e aumenta o volume do sangue circulante. O aumento da atividade do sistema renina-angiotensina e a secreção de aldosterona promovem uma hipertensão arterial [50, 48, 62].

Apesar de numerosos dados sobre a natureza das hormonas TG a nível molecular e celular, a sua inter-relação com o metabolismo da energia, outros processos de troca que são insuficientemente investigados, existem parâmetros do sistema de sangue, o seu comportamento no curso da microcirculação de corpos e tecidos corporais e também caraterísticas do sistema de circulação sanguínea periférica na patologia TG. As hormonas tiroideias na fisiopatologia da frustração do sistema de circulação sanguínea periférica permitirão evitar o estudo de um papel de possíveis complicações da patologia de TG.

Assim, a análise dos dados da literatura mostra que as violações da deformabilidade dos eritrócitos, da viscosidade e da velocidade de deslocação do sangue, formam a patologia da microcirculação, que define a relevância de um problema e a necessidade de realizar investigações.

Todas as disposições acima mencionadas definiram um objetivo de investigação - o estudo de possíveis violações das propriedades reológicas do sangue, das propriedades biofísicas dos eritrócitos e também de violações no sistema de circulação sanguínea periférica de um fígado e rins nas condições de uma tirotoxicose experimental.

Objeto da investigação:

1. Pesquisas de frustração de parâmetros dinâmicos e estatísticos do sistema de circulação sanguínea periférica de um fígado.

2. Pesquisas de frustração de parâmetros dinâmicos e estatísticos do sistema de circulação sanguínea periférica de uma camada cortical dos rins.

3. Investigação da dinâmica das perturbações das propriedades reológicas do sangue: velocidades de deslocação de uma corrente de sangue e sua viscosidade dinâmica.

4. Uma pesquisa das propriedades das membranas dos eritrócitos que definem o seu comportamento em vários locais do sistema microcirculador: um surf elétrico e "ζ" - potencial das membranas dos eritrócitos.

Novidade científica:

A natureza do comportamento do sangue e da frustração microcirculatória dos corpos parenquimatosos em função do nível de tiroxina no sangue periférico será estudada pela primeira vez. Isto permitirá revelar as influências diretas ou mediadas da disfunção da glândula tiroide nos parâmetros do sistema do sangue e da microcirculação.

Importância científica e prática dos resultados de uma investigação. Os resultados de uma pesquisa serão o hipertiroidismo de estados na dinâmica da frustração microcirculatória e violações reológicas de um fígado e rins em um TT experimental forma a base para o esclarecimento de um papel. Os dados obtidos oferecem novas perspectivas no desenvolvimento de abordagens racionais de correção dirigidas à estabilização das estruturas membranares - os principais componentes do curso microcirculatório e também formas de tratamento tendo em conta o estado da microcirculação e os parâmetros reológicos do sangue.

MATERIAIS E MÉTODOS DE INVESTIGAÇÃO .

Partindo de um objetivo de investigação, a propriedade das membranas dos eritrócitos que consiste na avaliação, propriedades reológicas do sangue e reação do leito da microcirculação de um fígado e rins com hipertirose, foram realizadas experiências conduzidas em 100 ratos brancos - machos com peso corporal inicial de 130 - 180 g. Os animais foram mantidos em condições de viveiro com uma dieta normal. Os estudos foram efectuados nos dias 7, 14, 21, 28 dias após o início da administração oral de L-tiroxina (Berlin - Chemie. Alemanha) numa dose de 100 mg / kg [22]. O sangue para os estudos em animais experimentais foi retirado da veia da cauda. Registou-se diariamente o estado geral, o comportamento e a dinâmica do peso corporal dos animais experimentais.

O estudo bio-microscópico da microvasculatura do fígado e do rim foi efectuado com o microscópio de fluorescência "LJUMAM - I3" (LOMO, Rússia), utilizando uma lente de contacto 10X0,40. Os resultados da bio-microscopia foram registados com uma câmara digital, que foi ligada a um analisador digital de televisão com parâmetros de microestrutura [11]. O estudo foi efectuado sob anestesia geral com tiopental numa dose de 70 mg / kg de peso corporal do animal. A cavidade abdominal foi aberta com uma secção circular abaixo de um arco costal. Os animais sob influência da anestesia foram fixados numa mesa de manuseamento com um dispositivo de aquecimento que mantinha a temperatura corporal constante (37^0 C). Para restringir a mobilidade de um fígado através dos movimentos respiratórios de um diafragma, entre o fígado e o diafragma foi colocado um espelho fixo especial. Para a manutenção da humidade da superfície dos órgãos estudados, irrigou-se constantemente 0,9% com solução salina normal de NaCl. Determinou-se o diâmetro dos microvasos, a taxa linear do fluxo sanguíneo nos mesmos.

Propriedades reológicas do sangue a ser julgado pela sua taxa de cisalhamento e viscosidade dinâmica, determinada em um tubo capilar modificação método Copley V. M Udovichenko [59]. Os indicadores de viscosidade do sangue foram determinados aplicando ao fluxo sanguíneo diferentes quantidades de pressão hidrostática (2, 4, 8,

12, 16 mmHg), uma vez que correspondem à pressão em vasos de vários tamanhos. A taxa de cisalhamento do fluxo sanguíneo foi calculada pela fórmula:

$U = 4R2 \cdot L/r3 \cdot tp\ (\sec)^{-1}$

Com base nos dados obtidos, foi calculada a viscosidade dinâmica de cisalhamento do sangue total a partir da fórmula:

$\eta = 100g \cdot r4 \cdot l/8R2 \cdot L \cdot U$ (sP), em que

η - viscosidade dinâmica

U- taxa de cisalhamento do sangue

R- raio do capilar na parte larga

L- comprimento da parte mais larga do capilar r- raio da porção nos capilares estreitos l- comprimento da parte estreita do capilar t- tempo de trânsito

O valor p é aplicado à pressão do fluxo sanguíneo g - aceleração da gravidade

A carga eléctrica estável das membranas dos eritrócitos é necessária para o desempenho de várias funções. As propriedades funcionais dos eritrócitos dependem do estado das suas membranas. Os processos patológicos conduzem inevitavelmente à violação do potencial elétrico das membranas dos eritrócitos. A rutura eléctrica de uma membrana de eritrócitos foi determinada pelo método de Putvinsky et al [47] a colocação da atmosfera de eritrócitos com a concentração reduzida de Cl^- . Ao mesmo tempo, existe um potencial clorídrico de difusão numa membrana com um plus numa gaiola. Com o aumento deste potencial acima de uma certa dimensão crítica, observa-se um aumento acentuado da permeabilidade das membranas aos catiões. É também uma manifestação da rutura eléctrica de uma membrana de eritrócitos com potencial clorídrico de difusão. Nestes tamanhos de potencial de membrana dos eritrócitos começa a haver K^+ e ocorre a sua hemólise parcial.

Para a definição da mobilidade electroforética (EFM) dos eritrócitos, é utilizado o micrométodo de Stolyar [25, 47]. O princípio do método é que, na câmara especialmente concebida por Goryaev, a velocidade de movimento de cada eritrócito é medida no campo elétrico criado por eléctrodos de prata sob um microscópio. Mede-se a velocidade de 15 eritrócitos diferentes. A EFM dos eritrócitos foi calculada com base numa fórmula:

U= S4H (micron. S^{-1} in^{-1} sm), em que

U-mobilidade de um eritrócito

Distância S na qual os eritrócitos estudados se deslocaram

t - segunda vez

Gradiente de potencial H

"ζ" potencial contado por meio de uma fórmula:

Y= 4P⁄HD. U (μWt), em que

U-viscosidade do ambiente

Número de P-Pifogor

D-Constante dieléctrica do ambiente

O material digital é processado pelo método de variação estatística com definição de critérios de Student - Fischer.

RESULTADOS E DISCUSSÃO.

O parâmetro fisiológico mais importante da microcirculação é a taxa de fluxo sanguíneo nos microvasos e os seus parâmetros. A anatomia de um leito capilar hepático, em particular a distribuição dos limites dos vasos centrípetos e sinusóides, foi estudada em pormenor por microscopia de luz, microscopia intravital de fluorescência, transferência e visualização de uma sub-microscopia [10, 27, 37, 46, 67].

Numa microscopia biológica luminescente, os vasos de um fígado têm uma cor mais saturada contra o fundo de cor castanha intensa de um parênquima com uma tonalidade esverdeada (como resultado da utilização de um filtro de luz verde), e os vasos têm uma tonalidade escura. A angioarquitectura de um leito microvascular de um fígado de animais intactos é caracterizada por contornos precisos dos vasos, paredes iguais e finas de sinusoide. O espaço intersinusoidal é preenchido com conteúdo transparente quase homogéneo. Os sinusóides são gravados sob a forma de um sistema circulatório capilar anastomosante ramificado. Vários ramos que lavam todo o parênquima aproximam-se de um lóbulo. O diâmetro destes vasos em animais do grupo intacto é de 34,27+2,03 microns, e a taxa de fluxo sanguíneo é, em média, de 0,331+0,026 mm/seg. O fluxo sanguíneo nos sinusóides é caracterizado pela uniformidade, homogeneidade e continuidade de um fluxo. Os sinusóides hepáticos de uma vénula portal para o coletivo central têm a forma de feixes de luz. O diâmetro da sinusoide é de 9,04+0,41 microns e a velocidade do fluxo sanguíneo é em média de 0,266+0,023 mm/seg. O fluxo sanguíneo em todos os componentes da unidade microcirculatória do fígado é caracterizado pela uniformidade, homogeneidade e continuidade do fluxo. Nos sinusóides dos lóbulos situados no centro, a corrente sanguínea é mais rápida em comparação com a corrente sanguínea nos sinusóides da periferia dos lóbulos. Juntamente com os sinusóides funcionais no parênquima hepático, a quantidade insignificante de sinusóides não funcionais que normalmente se instalam na periferia dos lóbulos é gravada. Antes de a sinusoide cair numa vénula hepática terminal, o que geralmente acontece em ângulo reto ou próximo disso, torna-se percetível o estreitamento do lúmen de uma sinusoide em média 19,7+2,5% na maioria dos casos.

As vénulas hepáticas terminais nas quais caem os sinusóides têm, em regra, uma forma quase cilíndrica ou uma forma de árvore quando nelas caem 2 a 3 vénulas colectivas. O diâmetro das vénulas centrais colectivas é de 27,85+1,93mkm, e a velocidade do fluxo sanguíneo é de 0,227+0,018mm/seg. O diâmetro das vénulas portais é de 34,27+2,03mkm, e a velocidade do fluxo sanguíneo é de 0,331+0,026mm/seg.

Os capilares peritubulares de uma camada cortical externa dos rins estão disponíveis para uma biomicroscopia. O tecido dos rins de animais intactos, disponível para investigação, numa microscopia biológica é apresentado por anéis de túbulos contorcidos proximais entre os quais são visíveis vasos de tipo capilar com uma tonalidade escura, contornos precisos. O tipo de bifurcação dos capilares e o aparecimento de redes capilares não são casuais e caóticos, e reflectem uma configuração de estruturas tubulares. Está agora estabelecido que os locais distais de nefrónios separados são fornecidos com redes capilares eferentes de muitos glomérulos. O único local em que o vaso eferente deste glomérulo perfunde um túbulo do mesmo glomérulo é a área de um túbulo frisado proximal, camada cortical mais superficial.

Em raros casos, conseguiu-se observar uma pequena parte de uma arteríola eferente, que se situa horizontalmente em relação à casca e se ramifica numa extensão. O diâmetro das arteríolas varia entre 18,7 e 25,8 microns. O fluxo sanguíneo nelas é rápido e contínuo. A taxa linear de fluxo sanguíneo é de 0,557+0,073 mm/seg. Os capilares peritubulares, partindo de uma arteríola eferente, formam uma rede com as células poligonais estendidas ao longo dos túbulos, anastomosando-se amplamente entre si. A fronteira entre os túbulos e os capilares diferia com precisão devido às faixas nebulosas convolutas que aparecem na refração da luz por um epitélio de túbulos. Merece atenção o facto de praticamente todos os capilares visíveis funcionarem. O diâmetro dos capilares é, em média, igual a 8,58+0,45 microns, o sulco sanguíneo é rápido e contínuo e a velocidade do sulco sanguíneo é igual a 0,436±0,028 mm/seg.

Como resultado da pesquisa durante os 7th dias de pesquisa num fígado, a angioarquitectura de um leito microcirculatório é mantida (Fig. 1). Os contornos da sinusoide são um pouco indistintos. Ao nível da sinusoide separada existem centros de agregação de elementos formulados com uma paragem do fluxo sanguíneo. O diâmetro dos sinusóides é de 10,21+0,79 microns, ou seja, 12,9% mais alto, a taxa de fluxo sanguíneo neles é de 0,169+0,017 mm/seg., ou seja, 36,6% mais baixa do que os valores correspondentes do grupo de animais intactos. Os limites das vénulas centrais colectivas estão bem delineados, sem alterações visíveis. O carácter contínuo da corrente sanguínea nestes vasos é mantido. O diâmetro das vénulas é de 35,04+1,80 mícrones e a taxa de fluxo sanguíneo é de 0,140+0,012 mm/seg., ou seja, 38,4% inferior aos valores dos animais intactos. As alterações perivasculares não são registadas.

Figura 1. Microcirculação hepática na tirotoxicose experimental. 7th dia na experiência após o início da administração oral de L-tiroxina. Objetivo 10X0,40.

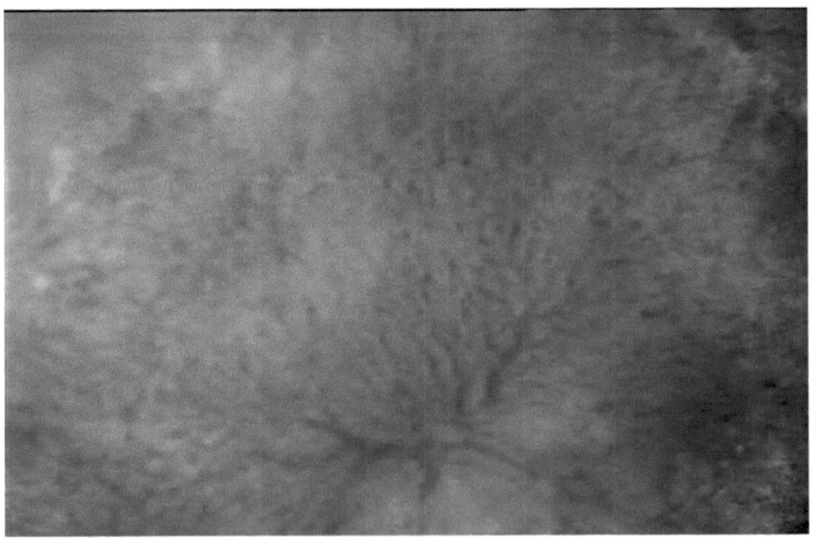

A angioarquitectura de uma camada cortical dos rins é mantida. O fluxo sanguíneo nos vasos é rápido, igual, um fluxo contínuo, as paredes dos capilares de um proximal ondulado igual. O seu diâmetro é de 8,62+0,22mkm que praticamente não difere dos valores de animais intactos. A taxa de fluxo sanguíneo neles 91,5% também não sofre alterações essenciais e é de 0,399+0,031mm/seg. Há uma falta local de uma luminescência caraterística de um epitélio de um separado. Não são observados capilares não funcionais nos campos de visão. O diâmetro das vénulas é de 48,77+3,15 microns, o que difere em 10,2% do grupo intacto, e a taxa de fluxo sanguíneo é de 0,230+0,014 mm/seg, o que é 13,7% inferior aos valores de controlo.

Em 14 dias de pesquisa num fígado, nota-se a alternância de sinusóides expandidos com locais que estão desligados de um fluxo sanguíneo. Na maioria dos vasos, o fluxo sanguíneo é significativamente abrandado. O retardamento é mais expresso ao nível das vénulas centrais colectivas, o diâmetro das vénulas é de 47,04+2,01 microns, ou seja, 68,8% mais elevado do que os parâmetros do grupo intacto. A taxa de fluxo sanguíneo é de 0,119+0,008 mm/seg, ou seja, 47,5% inferior a um indicador do grupo intacto. O diâmetro das vénulas portais é de 38,67+2,93 microns, ou seja, 12,8% superior, a taxa de fluxo sanguíneo é de 0,204+0,013 mm/seg, ou seja, 38,3% inferior aos valores correspondentes dos animais intactos. A corrente sanguínea nos vasos em funcionamento adquire um carácter granular. Os centros individuais de uma emigração perivascular de eritrócitos são gravados (Fig.2).

A angioarquitectura de uma camada cortical dos rins é mantida. O diâmetro dos capilares dos túbulos proximais é de 8,79+0,36mkm, o que representa apenas 2,4%. O carácter e a velocidade do fluxo sanguíneo não sofreram alterações significativas. A taxa de fluxo sanguíneo nos capilares dos túbulos proximais é de 0,382+0,040mm/seg, ou seja, 12,4% inferior aos valores. Os centros individuais de lavagem dos limites entre a parede de um capilar e os túbulos ondulados tornam-se perceptíveis, o que é possível devido ao tratamento plasmático da parede de um capilar. O diâmetro das vénulas é de 50,32+4,24 microns, ou seja, 13,7% mais alto do que os grupos intactos, a taxa de fluxo sanguíneo é de 0,216+0,027 mm/seg, ou seja, 19,2% mais baixa do que os valores do grupo de animais intactos (Fig. 4).

Durante 21 dias de perturbação da microcirculação, o leito hepático adquiriu um carácter mais expresso em comparação com os termos anteriores. A hiperemia venosa e a estase são acentuadamente expressas. Isto é demonstrado pelo aumento do diâmetro das vénulas centrais colectivas para 47,65+2,28mkm, isto é 71% mais alto, redução da velocidade de um fluxo sanguíneo para 0,095+0,010mm/seg, isto abaixo dos valores intactos dos animais para 58,2%. No sistema de vénulas portais as alterações especificadas para 22%, não tinham carácter tão expresso. Assim, o diâmetro destes microvasos foi reduzido para 41,82+2,19 microns, e a taxa de fluxo sanguíneo diminuiu para 0,183+0,014mm/seg, o que nos animais intactos é 44,8% inferior aos valores. No funcionamento dos sinusóides, a extensão dos distúrbios da circulação tinha um carácter mais expresso em comparação com os termos de pesquisas anteriores. O diâmetro da sinusoide foi reduzido para 12,61+0,56 microns, ou seja, 39,4%, e a taxa de fluxo sanguíneo diminuiu em comparação com os valores dos animais intactos em 56,1% e atingiu 12,61+0,56mm/seg. A emigração perivascular de eritrócitos adquiriu um carácter generalizado que levou à perturbação de uma angioarquitectura com desaparecimento do desenho vascular caraterístico de um lobo hepático.

. Na camada cortical dos rins, em comparação com o fígado, a mudança não teve um carácter tão expresso. A angioarquitectura é mantida, os contornos dos capilares são iguais, precisos, mas, tal como no fígado, os locais dos vasos, nos quais existem aglomerados de unidades, adquiriram um carácter generalizado. O diâmetro dos capilares dos túbulos proximais era igual a 9,32+0,45mkm, composto por 8,6%, a taxa de fluxo sanguíneo neles diminuiu 16,9% abaixo dos valores de controlo e tornou-se igual a 0,362+0,027mm/seg.

O último período de investigação (28° dia) foi caracterizado por um agravamento das alterações descritas nos períodos anteriores. A angioarquitectura de um fígado está completamente quebrada, na maior parte de sinusoid a estase do sangue de ekstravazatsion expresso em espaços perisinusoidal torna-se percetível (Fig. 3).

Figura 2. Microcirculação hepática na tirotoxicose experimental. 14th na experiência após o início da administração oral de L-tiroxina. Objetivo 10X0,40.

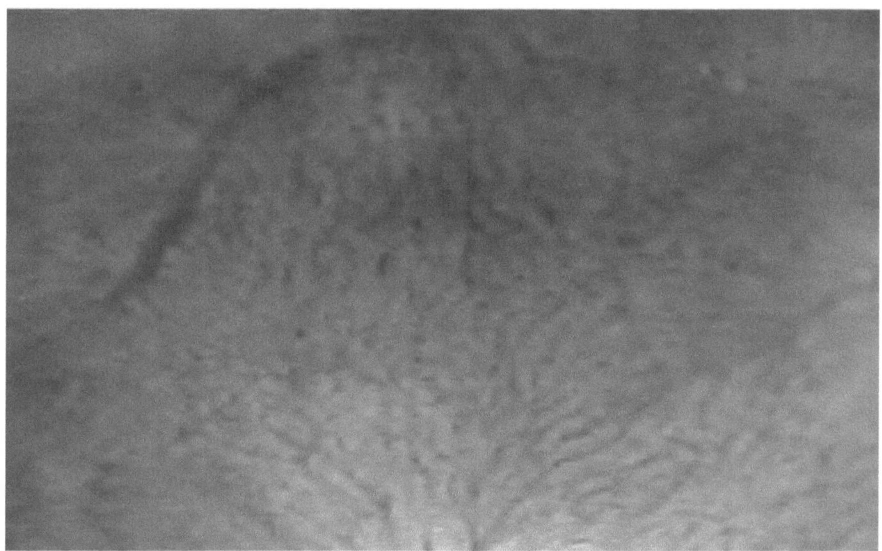

Figura 3. Microcirculação hepática na tirotoxicose experimental. 28th dia em experiência após o início da administração oral de L-tiroxina. Objetivo 10X0,40.

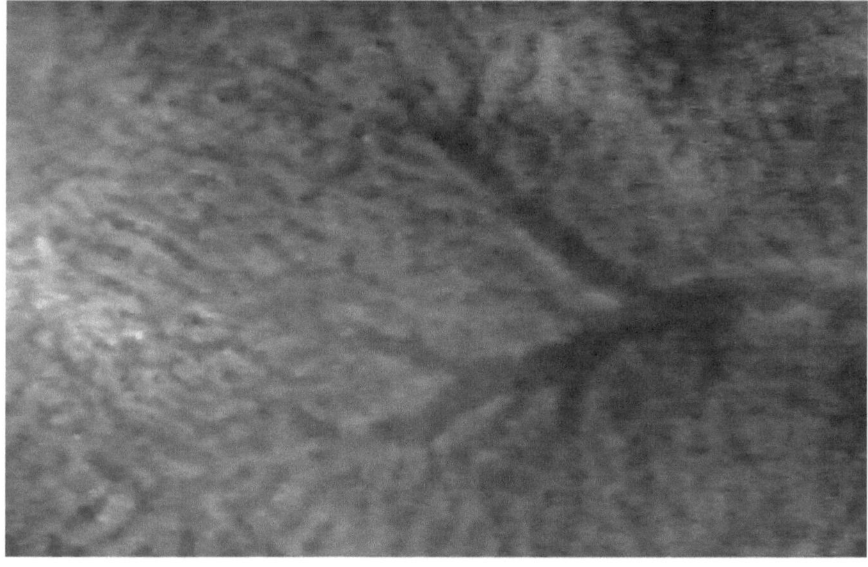

O diâmetro dos sinusóides era de 12,87+0,88 microns, e a taxa de fluxo sanguíneo neles - 0,099+0,010 mm/seg, o que é 62,7% inferior ao valor dos animais intactos. O diâmetro da vénula portal, da sinusoide e da vénula central colectiva foi 29,4%, 42,3%,

74,6% superior ao dos animais intactos (Fig. 1).

As alterações nos rins não tinham um carácter tão expresso em comparação com as perturbações de um leito microcirculatório de um fígado. A angioarquitectura de uma camada cortical dos rins em geral é mantida (Fig. 5.). Ocorrem locais de um leito microvascular com o fluxo sanguíneo desligado e a lavagem de um contorno de microvasos. O diâmetro dos capilares em funcionamento é de 11,33+0,56 microns, ou seja, 32% superior ao do grupo intacto, a taxa de fluxo sanguíneo é reduzida em 21,8% e é de 0,341+0,025 mm/seg. (Fig. 2)

A)

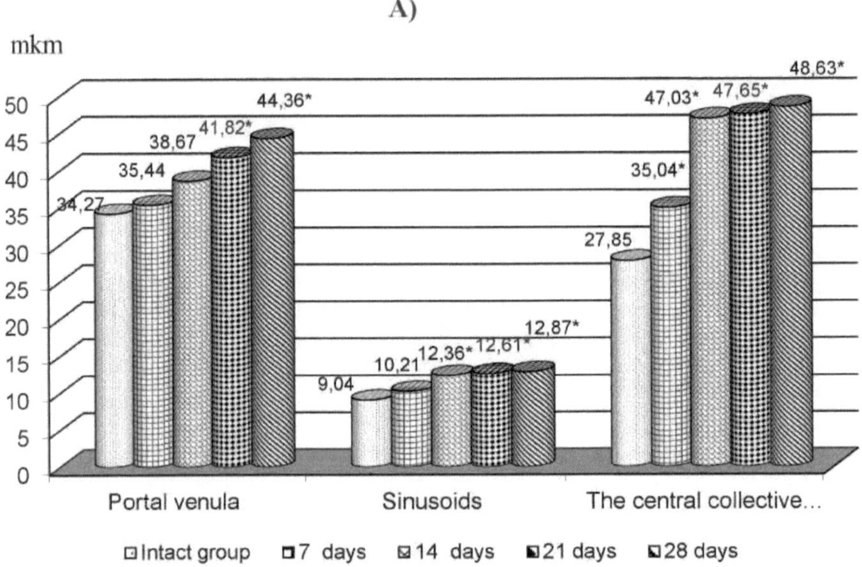

B)

mm/seк

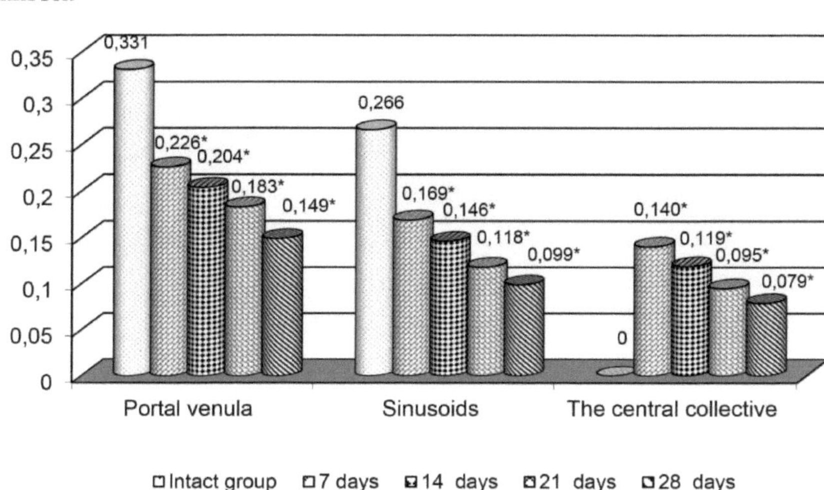

Figure 1. Alterações dos parâmetros dos microvasos hepáticos durante o hipertiroidismo experimental. A) Diâmetro dos vasos. B) Velocidade da corrente sanguínea mm/seg. Nota: * - Os números são fiáveis (P <0,05)

Os resultados obtidos demonstram uma perturbação mais acentuada dos parâmetros da microcirculação do fígado, onde a pressão hidrodinâmica é ligeiramente inferior, do que no sistema de circulação periférica de uma camada cortical dos rins. A explicação deste fenómeno está nas caraterísticas da ação de concentrações elevadas de hormonas da tiroide.

Figura 4. Microcirculação renal, ao microscópio. 14th dia da experiência após o início da administração oral de L-tiroxina. Objetiva 10X0,40.

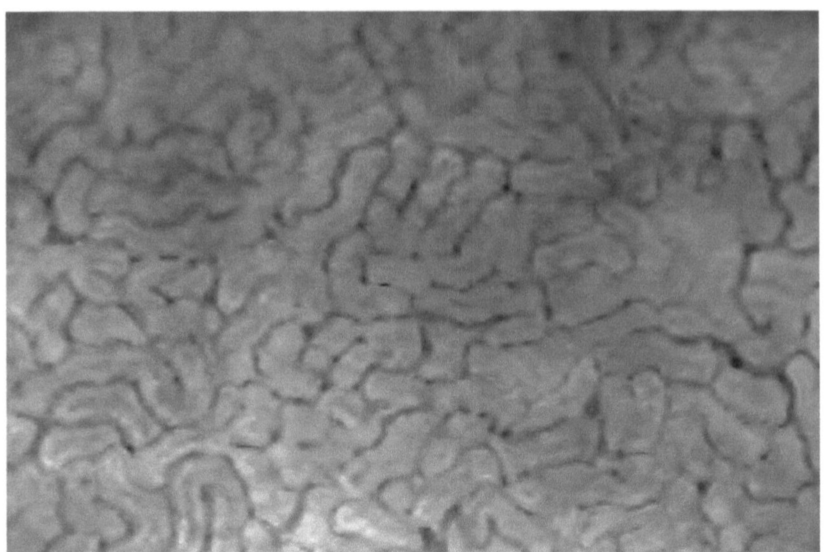

Figura 5. Microcirculação renal, ao microscópio, 28th dia da experiência após o início da inserção oral de L-tiroxina. Objetiva 10X0,40.

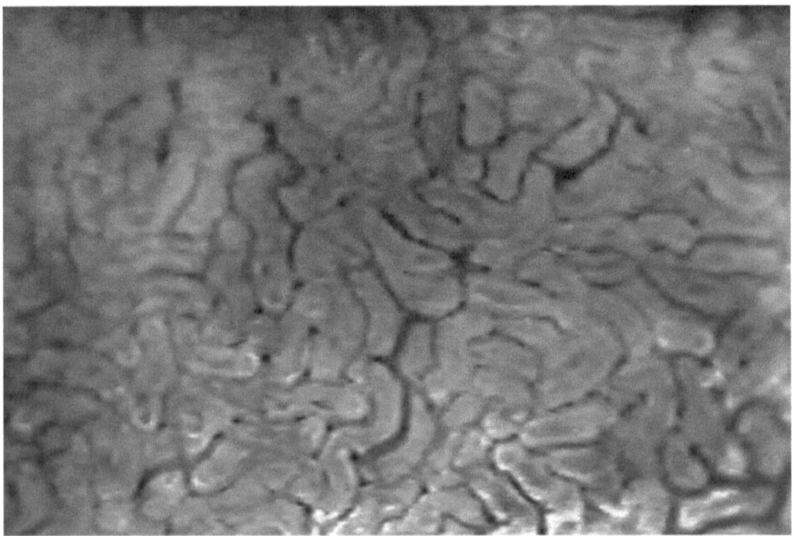

Podemos ver essa diferença entre a Figura 1 e 2. Na Figura 1, foram apresentadas as alterações da microcirculação hepática no hipertiroidismo experimental. Verifica-se que o diâmetro das vénulas portais aumenta mais de 10,09±2,52 do grupo intacto para os resultados dos animais com 28 dias. A velocidade da corrente sanguínea (mm/seg.)

na vénula portal diminui de 0,331±0,026 para 0,149±0,006 devido ao aumento do diâmetro da vénula. Nos sinusóides, verifica-se que o diâmetro dos sinusóides também aumentou do grupo intacto para os animais de 28 dias. No entanto, é possível observar diferenças de fluxo sanguíneo entre os sinusóides do fígado e as vénulas do rim.

Figure 2. Alterações nos parâmetros dos microvasos renais durante o hipertiroidismo experimental. A) Diâmetro dos vasos. B) Velocidade da corrente sanguínea mm/seg. Nota: * - Os números são fiáveis (P <0,05)

A)

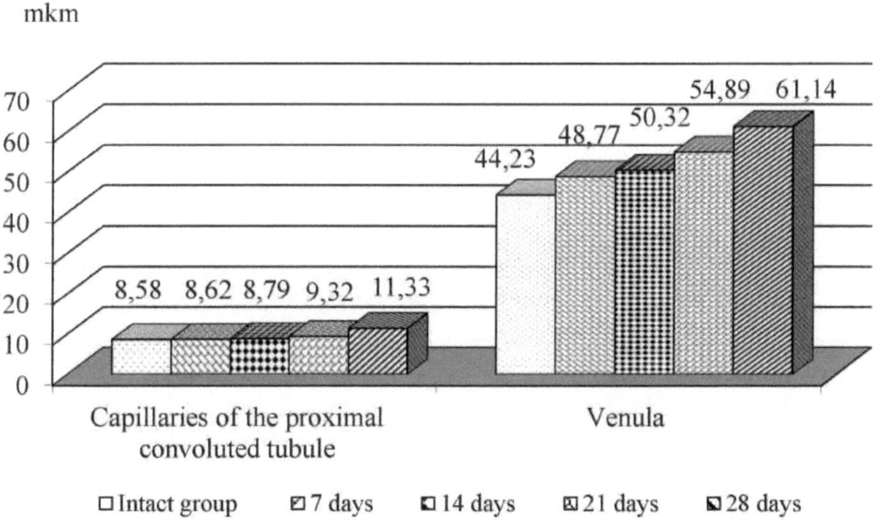

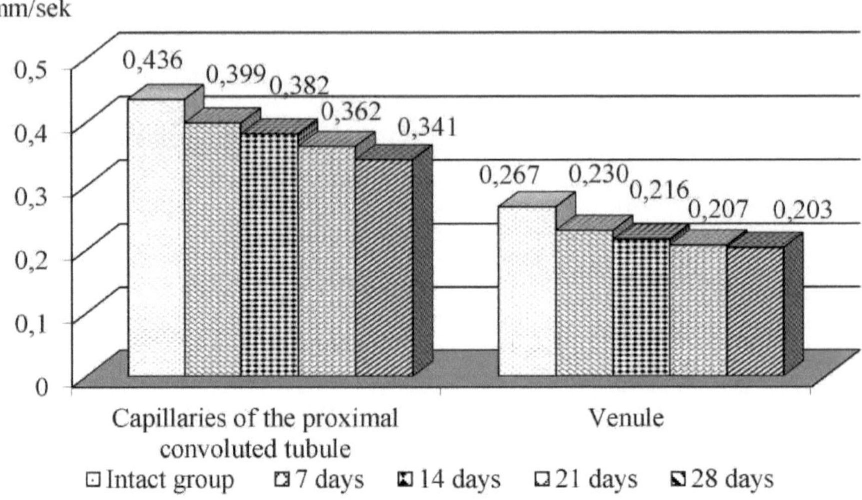

McAllister R.M. estabeleceu que o hipertiroidismo é seguido por depressão da resistência periférica geral dos vasos, opressão das reacções contrácteis dos vasos sanguíneos que leva ao aumento de um fluxo sanguíneo periférico [34].

Os resultados dos seus estudos contradizem os estudos de Shustov S.B. et all. que estabeleceram a ação potencial da tiroxina ao nível dos receptores adrenérgicos com ativação do departamento simpático do sistema nervoso autónomo [55]. Verifica-se também que a tirotoxicose é acompanhada por um aumento do nível das moléculas adesivas solúveis ICAM-1, VCAM-1, E-L e P-selektin, endotelina-1, trombomodulina [39, 40]. De acordo com o ponto de vista padrão, em condições fisiológicas de educação e atribuição, as substâncias atrombogénicas prevalecem sobre as trombogénicas, e é uma condição indispensável para a tromboresistência dos vasos. A alteração da função da tiroide leva à disfunção endotelial e à perturbação do equilíbrio fino no sistema de coagulação e fibrinólise. Estes aspectos da patogénese dos estados hipertiroideus também definem perturbações mais expressas da microcirculação no fígado, onde a pressão hidrodinâmica do sangue e a taxa linear do fluxo sanguíneo são significativamente mais baixas do que nos rins. Um papel importante é também desempenhado pelas caraterísticas do fornecimento de sangue ao fígado, que recebe ¾ do sangue no sistema v.portae, e aos rins, cujo fornecimento de sangue é efectuado imediatamente a partir do departamento abdominal de uma aorta [34, 36].

Um dos factores importantes que influenciam essencialmente a pressão hidrostática capilar e o equilíbrio do líquido entre o trajeto microvascular e o tecido é a viscosidade do sangue. A viscosidade é definida pela relação entre a força de deslocação e a velocidade de deslocação do sangue. O estudo da mudança de velocidade de uma corrente sanguínea e da sua viscosidade dinâmica numa hipertireose experimental mostrou a existência de alterações essenciais praticamente em todos os tamanhos de corrente sanguínea sob pressão.

Na introdução por um animal de uma tiroxina, para os 7th dias de uma experiência em grupo de animais qualificados, em comparação com o grupo intacto, a velocidade de deslocamento de uma corrente de sangue no tamanho da pressão fechada de 2 mmHg. Foi igual 9,07+0,74 c^{-1} , e a 16 mmHg. este indicador foi igual 102,47+6,28 c^{-1} que de acordo com 46,9% e 13,4% é inferior aos valores do grupo intacto de animais (Fig. 3).

De acordo com a velocidade da deslocação, a viscosidade dinâmica do sangue também se altera. Assim, ao aplicar uma pressão de 2 mm. de coluna de água, a viscosidade dinâmica aumentou 32,8% e foi de 11,27+1,28 sP, e a 16 mmHg. A viscosidade dinâmica aumentou 12,3% e era de 2,48+0,15 sP (Fig. 4).

Durante os 14th dias de uma experiência de violação dos parâmetros estudados das propriedades reológicas do sangue continuaram a agravar-se. A velocidade de deslocação quando se aplicam os valores mínimos de pressão foi igual a 7,31+0,42 c^{-1} , e nos valores máximos 98,67+4,71 c^{-1} que segundo 57,2% e 16,6% é inferior aos valores correspondentes do grupo de animais intactos. Também as violações da viscosidade dinâmica do sangue continuaram a agravar-se.

Figura 3. A dinâmica da velocidade de movimento durante o hipertiroidismo.

*- as distinções relativas aos dados do grupo intacto são fiáveis ($p<0,05$).

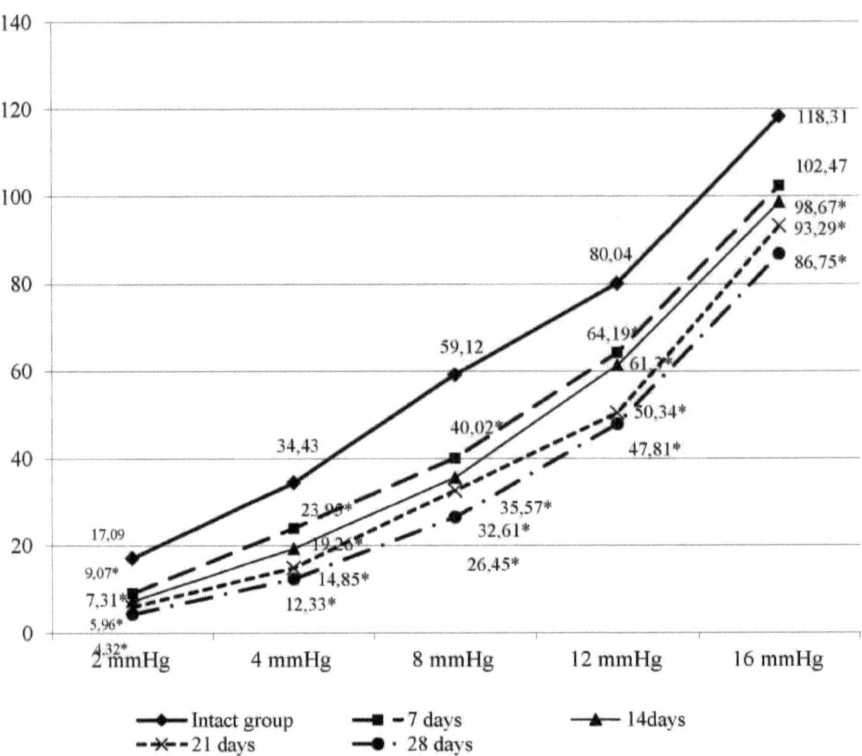

Os períodos subsequentes das experiências foram caracterizados pela progressão das violações das propriedades reológicas do sangue. Durante 21 dias, a velocidade de deslocação ao aplicar uma pressão de 2 mmHg. A velocidade de deslocação foi de 5,96+0,38 c^{-1} que é 65,1% inferior aos valores do grupo de animais intactos. Os indicadores de viscosidade dinâmica aumentaram 54,1%, perfazendo 13,08+1,43 sP numa zona de valores mínimos, junto à pressão da corrente sanguínea. Ao aplicar uma pressão de 16 mmHg. a viscosidade dinâmica aumentou em 26,5% e foi de 2,80+0,23 sP.

Figura 4. A dinâmica das alterações da viscosidade do sangue. * - as distinções relativas aos dados do grupo intacto são fiáveis ($p<0,05$).

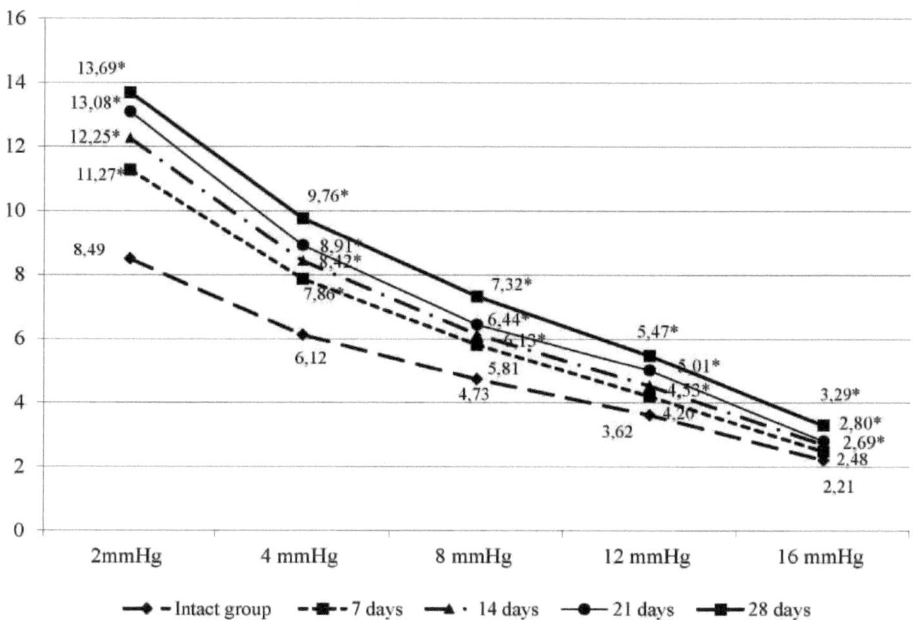

Para os 28th dias de uma experiência, a velocidade de deslocação com uma pressão de 2 mmHg. diminuiu para 4,32+0,21 c^{-1} que é 74,7% inferior aos valores dos animais intactos. Ao aplicar uma pressão de 16 mmHg, a velocidade de deslocação foi igual a 86,75+5,83 c^{-1} , ou seja, 26,7% inferior aos valores correspondentes dos animais intactos. Violações semelhantes foram reveladas num estudo da viscosidade dinâmica do sangue.

Os resultados obtidos mostram uma violação primária dos parâmetros reológicos do sangue numa zona de tamanhos baixos, fechada à pressão da corrente sanguínea. Zonas de valores baixos da pressão fechada aumentam no processo de remoção do coração. Nestes locais do trajeto vascular onde a pressão hidrodinâmica da força contrátil do miocárdio é nivelada pela resistência periférica do trajeto vascular. Nestes locais, os parâmetros reológicos são determinados por um conjunto de factores metabólicos e neuro-humorais em interação e por um estado funcional de elementos uniformes do sangue. No início, ocorrem alterações funcionais dos vasos relacionadas com alterações da reologia do sangue, da pressão transmural e das reacções vasoconstritoras em resposta à estimulação neuro-humoral, formando-se depois as alterações morfológicas dos vasos da microcirculação, que são a pedra angular da sua remodelação [32]. Com o aumento da pressão hidrostática, a reserva de dilatação arteriol, portanto, com o aumento da viscosidade do sangue, a resistência periférica geral dos vasos muda e diminui mais [17, 20, 36, 43, 52, 60].

Em condições em que a reserva de dilatação do trajeto vascular está esgotada, os parâmetros reológicos assumem particular importância, uma vez que a elevada viscosidade do sangue promove o aumento da resistência periférica geral dos vasos, interferindo com o fornecimento ótimo de oxigénio aos tecidos.

Assim, as violações das propriedades reológicas do sangue, que promovem o aumento da resistência periférica geral ao nível da microcirculação, em combinação com a simpaticotonia que ocorre num TT, são elos fundamentais da patogénese das doenças metabólicas.

A contribuição essencial para a viscosidade do sangue é dada pelos eritrócitos. A análise dos dados demonstra que, a deformabilidade dos eritrócitos é informativa clínica - um indicador fisiológico pelo qual determina o movimento do sangue nos vasos em diferentes tipos de patologia, especialmente ao nível da microcirculação. Assim, a deformação dos eritrócitos é definida por vários factores externos e internos e também por condições de metabolismo que realizam a influência através de determinantes de deformação: viscosidade interna, elasticidade de uma membrana. Ela sofre alterações consideráveis não só em doenças hereditárias e adquiridas no sangue, mas também em várias doenças de um organismo. A realização dos efeitos das hormonas tiroideias a nível subcelular é possibilitada pela modificação do físico - uma condição química das membranas biológicas. A base destas modificações é a alteração hormonal da composição dos fosfolípidos das membranas. As principais propriedades de uma membrana celular são a permeabilidade, que determina a homeostase intracelular. A violação da permeabilidade das membranas dos eritrócitos leva à alteração do equilíbrio dentro e fora das gaiolas e, consequentemente, à alteração dos parâmetros electrocinéticos de uma membrana. Em glóbulos vermelhos normais na corrente sanguínea estão no estado separado da carga negativa da superfície externa das membranas dos glóbulos vermelhos, o chamado "ζ"-potencial. Um aumento do nível de troca na hipertirose pode diminuir a resistência osmótica dos glóbulos vermelhos. O estudo das propriedades das membranas dos eritrócitos num hipertiroidismo experimental, altera-se definitivamente em todas as fases [44].

A EPM e o potencial " ζ " de membrana dos eritrócitos numa hipertireose sofreram alterações essenciais desde os primeiros termos de uma pesquisa (Fig. 5).

Se o indicador EPM em animais intactos foi de 1,35±0,07 μ/sec/v/cm, então para os 7th dias de uma experiência de EPM fez 0,93±0, μ/sec/v/cm. O tamanho do "ζ" do potencial dos eritrócitos em animais intactos foi de 20,13±0,88 μW. Os parâmetros dos grupos de animais que estão a ser experimentados durante os 7th dias de experiências foram iguais a 13,57±0,62 μW, o que foi inferior aos valores correspondentes dos animais intactos em 32,6%.

Durante os 14th dias de uma experiência, os parâmetros estudados das membranas dos eritrócitos continuaram a piorar. Assim, o EPM diminuiu em comparação com o anterior por um período de 15,3% e foi igual a 0,72 ± 0,04 μ/sec/v/cm. respetivamente EPM continuou a diminuir também "ζ" - potencial. Assim, para este termo de pesquisas o tamanho de "ζ" - potencial era igual 10,69±0,57 μW que em era 14,3% mais baixo do que os valores correspondentes para os 7th dias de experiências.

Figura 5. EPM e potencial de membrana " ζ " dos eritrócitos no hipertiroidismo experimental.

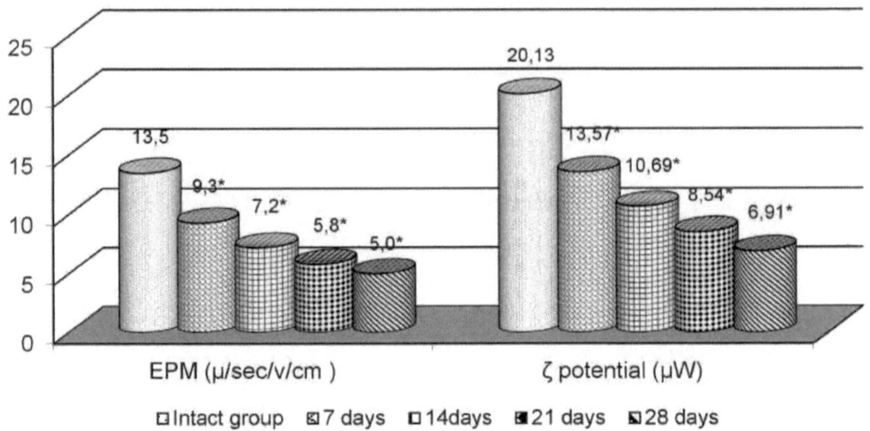

Em 21 dias, o EPM de pesquisa diminuiu em comparação com o anterior por um período de 10,4% e foi igual a 0,58 ± 0,03 μ / seg / v / cm, que é 57,1% menor do que os valores de animais intactos. "ζ" - o potencial dos eritrócitos diminuiu 10,7% em comparação com o período anterior e foi de 8,54±0,51 μW. Foi 57,6% mais baixo do que os valores correspondentes de animais intactos.

O termo final das experiências (os 28 dias) também foram caracterizados pela deterioração dos parâmetros estudados das membranas dos eritrócitos. O tamanho EPM foi igual a 0,50±0,03 μ/sec/v/cm, e o potencial "ζ" 6,91±0,43μW que respetivamente para 63,2% e 65,7% para um onde inferior aos valores de animais intactos. O fluxo de glóbulos vermelhos depende do hematócrito e da velocidade dos glóbulos vermelhos. Foi demonstrado que responde linearmente às alterações de fluxo mediadas pela velocidade, enquanto os aumentos nas concentrações tecidulares de glóbulos vermelhos são subestimados [1].

Os resultados de uma investigação mostram que o início de um excedente de investigação da hormona da tiroide tem impacto nas propriedades biofísicas das membranas dos eritrócitos. Diminuição das forças electroestáticas dos eritrócitos na corrente sanguínea,

afectam as propriedades visco-elásticas dos elementos uniformes e de todo o sangue em geral. O aumento da viscosidade do sangue torna-se a razão do aumento da resistência periférica geral dos vasos, especialmente ao nível dos microvasos de uma ligação periférica da circulação sanguínea [29, 36, 44, 54].

Assim, as violações das propriedades electrocinéticas das membranas dos eritrócitos são um ponto de partida para a violação das propriedades reológicas do sangue. Já estas violações das propriedades visco-elásticas do sangue promovem o crescimento da resistência periférica geral ao nível da microcirculação.

CONCLUSÕES

1. A hipertirose é acompanhada por violações dos parâmetros dinâmicos e estáticos no sistema de circulação sanguínea periférica do fígado e dos rins.

2. A expressividade das violações está relacionada com o período de limitação da hipertirose e com as caraterísticas regionais da circulação sanguínea dos corpos. Valores baixos de pressão hidrodinâmica no sistema de micro-hemocirculação do fígado levam ao aparecimento de violações mais profundas da circulação sanguínea.

3. A hipertirose experimental é acompanhada por uma redução da velocidade de deslocação de uma corrente de sangue e por um aumento da viscosidade dinâmica.

4. As alterações dos parâmetros reológicos do sangue são mais expressas em zonas de dimensões reduzidas, fechadas à corrente sanguínea de pressão, especialmente ao nível de uma ligação de troca do trajeto vascular.

5. A hipertirose experimental é acompanhada por uma diminuição da EPM e do "ζ" do potencial dos eritrócitos.

6. As alterações das propriedades electrocinéticas das membranas dos eritrócitos são agravadas com o aumento do grau de hipertirose.

REFERÊNCIAS PRÁTICAS

1. Os resultados das investigações realizadas servirão de pré-requisito para o desenvolvimento de novos métodos de tratamento e profilaxia de possíveis complicações de internamentos numa tirotoxicose.

2. Os dados obtidos constituem a base para o desenvolvimento de critérios clínicos eficazes para o diagnóstico precoce, a prevenção de complicações, a definição da previsão e a correção do tratamento efectuado.

RESUMO

Atualmente, a etiologia da DTG não pode ser considerada como definitivamente descoberta. Na patogénese desta doença, o papel principal pertence, sem dúvida, às violações do sistema imunitário [45, 65]. Atualmente, a DTG é considerada como uma doença autoimune genética, uma vez que em todos os processos de iniciação e manutenção da agressão autoimune estão diretamente envolvidas moléculas HLA, principalmente da classe II. O aparecimento de DTG pode ser causado por defeitos genéticos, violação da função de identificação de antigénios de gaiolas imunocompetentes, alteração do epitélio da tiroide e uma expressão na sua superfície de antigénios II da classe HLA que leva a danos auto-imunes do tecido TG [23, 56, 66]. No entanto, como mostra a análise da literatura moderna, atualmente a etiologia da DTG não pode ser considerada como definitivamente descoberta.

As violações imunológicas no DTG doente são observadas juntamente com o desenvolvimento de frustração hemodinâmica e vascular que o endotélio na patogénese de uma doença permite sugerir sobre um papel importante das alterações funcionais vasculares. Nos últimos anos, para a determinação da atividade funcional dos endoteliócitos na patologia vascular, é realizada a investigação da tromboregulação de origem endotelial, incluindo o ativador de tecido de um plazminogénio (t-PA), o seu inibidor específico (PAI-1) (inibidor do ativador do plasminogénio-1) e também a quantidade que circula no sangue das células endoteliais. O aumento essencial da quantidade de endotélio circulante em pacientes com hipertirose em comparação com o período de remissão demonstra danos que fortalecem as células endoteliais com o aumento do conteúdo da hormona tiroideia no sangue.

Portanto, a interação com a parede interna dos vasos das células T e B activadas, a quantidade excessiva de hormona tiroideia e também de IL-8 e TNFα, cujo alvo são as células endoteliais, leva à estimulação do endotélio, ao aumento da formação de manutenção do t-PA e redução da manutenção do PAI-1 e ao subsequente dano da camada endotelial que ocorre provavelmente com participação medíocre do TNFα induzindo apoptose e é seguido por aumento da quantidade de sangue da célula endotelial que permite que o t-PA, o PAI-1 e o endotelicito circulante no sangue marquem o dano ao endotélio na DTG [63].

Nas obras de muitos autores são abordados apenas alguns problemas: violação do sistema imunitário, dinâmica da violação morfológica, clínica e curso de uma doença. Até agora não há consenso sobre os mecanismos de formação da violação da velocidade de deslocação de um fluxo e da viscosidade dinâmica do sangue, das propriedades biofísicas de uma membrana de eritrócitos, do curso da microcirculação de um fígado e rins num TT.

Durante muito tempo, quando se estudava a circulação, a atenção principal era dada à análise das alterações da função do coração e dos vasos, e a avaliação das propriedades reológicas que se deslocam no leito vascular do sangue, associada à identificação do seu papel no transporte de gases, tinha um significado menor. Atualmente, a situação mudou um pouco e o estudo destas propriedades do sangue é objeto de maior atenção. Um dos indicadores-chave da hemorreologia é a deformabilidade dos eritrócitos, que caracteriza a capacidade destas células de mudar a sua forma sob a influência de forças externas. Os eritrócitos normais podem mudar de tamanho mais do dobro em comparação com os parâmetros iniciais. Só os eritrócitos sem núcleo dos seres humanos e dos mamíferos, que são únicos e superiores às células sanguíneas especializadas, que são ideais para a ligação máxima do oxigénio e a sua entrada pelos capilares de um tecido, têm deformabilidade. O papel da deformabilidade é especialmente importante quando os eritrócitos passam num leito microcirculatório em que o diâmetro dos vasos sanguíneos é menor do que o tamanho dos eritrócitos. A perturbação da capacidade dos eritrócitos de mudar de forma, sem dúvida, piora a troficidade dos tecidos alimentados e também aumenta o trabalho cardíaco gasto para o avanço de um sangue num leito vascular que desempenha um papel na patogénese destas formas nosológicas. Existem deformações dadas sobre perturbações em doenças dos rins, diabetes mellitus, patologia oftalmológica e também em TT.

A comunicação funcional entre as propriedades de agregação e a deformação dos eritrócitos é objeto de discussão. As propriedades de deformação dos eritrócitos são definidas por três factores: a forma, a elastância das membranas e a viscosidade do conteúdo interno, ou seja, o grau de hidratação de uma hemoglobina. Os eritrócitos têm uma viscosidade interna que é definida geralmente pela viscosidade da hemoglobina que está contida neles, o plasma excede consideravelmente a viscosidade, e a viscosidade interna de um eritrócito pode mudar em limites maiores de acordo com as mudanças do ambiente externo. A capacidade dos eritrócitos de entrarem nos capilares, cujo lúmen é inferior ao seu diâmetro, e de assumirem a forma estendida é definida por ela. O grande papel no desenvolvimento do fenómeno de agregação dos eritrócitos é desempenhado pelas proteínas do plasma, em particular as proporções e quantidades de componentes albuminosos, especialmente o fibrinogénio. Além disso, de todos os tipos de proteínas, apenas a albumina não tem efeito agregador sobre os eritrócitos; ao mesmo tempo, a proteína desnaturada reforça o fenómeno de agregação dos eritrócitos, o que é possível devido à criação de um tegumento viscoso em torno de uma célula. As unidades formadas de eritrócitos, que se encontram tardiamente num fluxo sanguíneo, estão expostas a alterações apreciáveis em resultado do envolvimento pelos seus fios de fibrina, pelo que se transformam nos chamados grumos de lama ou sludg (Sludging). Estes nódulos formam-se nos estrangulamentos das bifurcações da rede capilar, os microtrombos que enquadram uma estase, em resultado da qual aumenta a permeabilidade dos capilares com um efluente de plasma e os seus elementos nas fendas interfabricadas. Assim, há um feedback positivo (o chamado "círculo vicioso") em que o retardamento da taxa de fluxo sanguíneo altera as propriedades reológicas do sangue de tal forma que a resistência aumenta nos microvasos e complica ainda mais o fluxo sanguíneo nestes microvasos. Sangue - tecido - sistema difícil com ligação inversa. Uma das implicações da interação de diversos processos é a sinergia da difusão do oxigénio de um eritrócito no líquido intercelular e a filtração da água através de uma parede capilar. A troca transcapilar é definida, em primeiro lugar, pelos parâmetros hemodinâmicos de um fluxo sanguíneo e pela meta-estrutura de uma parede capilar. A perturbação da coordenação espaço-temporal da difusão de gases e da filtração de soluções influencia inevitavelmente os processos metabólicos num tecido. Juntamente com os factores especificados que influenciam a corrente sanguínea, é necessário considerar a tensão dos processos metabólicos inerentes à influência das hormonas da tiroide, porque o estado funcional de um órgão pode alterar as condições hemodinâmicas da microcirculação, nomeadamente as hormonas da tiroide causam um aumento acentuado dos processos oxidantes, a separação da fosforilação oxidante, o aumento do consumo de oxigénio, uma hipoxia relativa das células hepáticas. Ao mesmo tempo, os processos do metabolismo elevado que são seguidos por uma hipoxia relativa e uma glicogenólise provocam a remissão da vasodilatação dos metabolitos (adenina, nucleótido, adenosina) que regulam localmente a corrente sanguínea do fígado através dos sinusóides.

A seguir, notar-se-á que a taxa linear do fluxo sanguíneo nos sinusóides do fígado é muito menor do que noutros órgãos, incluindo os rins. No fígado, a superfície de contacto do sangue com os tecidos é muito maior do que noutros órgãos.

O sistema circulatório dos rins tem as seguintes caraterísticas No hilo renal, a artéria divide-se em ramos interlobares que, no limite das camadas cortical e cerebral, passam a artérias arqueadas. A partir desta última, as artérias interlobulares que dão origem a um leito microcirculatório dos rins são encaminhadas para a substância cortical. A microcirculação dos rins difere de outros sistemas pelo facto de a comunicação entre dois leitos capilares se efetuar através de arteríolas eferentes com uma resistência bastante elevada, ao passo que os leitos capilares dos sistemas portais do fígado e da hipófise estão ligados por vasos de baixa resistência. A nossa investigação demonstra uma perturbação mais acentuada dos parâmetros da microcirculação do fígado, onde a pressão hidrodinâmica é ligeiramente inferior, do que no sistema de circulação periférica de uma camada cortical dos rins. As alterações nos rins não tinham um carácter tão acentuado em comparação com as perturbações do leito microcirculatório do fígado.

Na literatura disponível não há ideias suficientemente claras e volumosas sobre a estrutura - as relações funcionais de vários departamentos do curso da microcirculação de um fígado e rins e mudanças reológicas do sangue nas condições de uma hipertirose experimental com o uso de métodos modernos de biomicroscopia vitalícia, métodos de pesquisa de propriedades de membranas de gaiolas. As monografias publicadas na última década na literatura, revisões e resultados de pesquisas de dissertação dão a imagem desenvolvida da reorganização morfológica, bioquímica e funcional de um fígado e rins em várias formas de patologia. No entanto, a abundância e a insuficiência dos dados disponíveis na literatura conduzem muitas vezes os médicos clínicos ou a uma contabilização insuficiente de factores bem conhecidos, ou a uma ênfase excessiva do papel de uma organopatologia na génese e no diagnóstico da doença principal. A este respeito, a tentativa de sistematização e a justificação patogenética obtida em condições experimentais de dados podem ajudar a uma abordagem mais fundamentada da avaliação de várias manifestações de impactos extremos num organismo. Sem definir a tarefa de esclarecer detalhadamente as razões e os mecanismos de desenvolvimento de violações de órgãos múltiplos na tirotoxicose, tentámos identificar apenas as fases principais das violações das alterações circulatórias no fígado e nos rins, e também estabelecer o papel das violações das propriedades reológicas do sangue.

O sistema de microcirculação desempenha um papel extremamente importante num organismo, uma vez que é o perfuzion, suportando os tecidos vitais e todo o organismo. É de notar que não lhe vamos anexar leis da hidrodinâmica, na resistência periférica significativa à vanguarda existem propriedades reológicas do sangue que nelas se processa cujo fator principal é a variabilidade da sua viscosidade.

Em condições cinéticas, a mudança de viscosidade do meio ambiente depende principalmente da velocidade do movimento da corrente. Com a redução da velocidade da corrente sanguínea, a sua viscosidade aumenta, com o aumento - diminui; por outro lado, o aumento da viscosidade do sangue abranda o seu avanço num vaso e interrompe a circulação sanguínea. Pesquisas teóricas mostraram que a viscosidade do sangue, ou seja, a sua elasticidade, é definida geralmente por uma relação entre a velocidade de "deslocamento do ambiente" e "a tensão de deslocamento", ou seja, a força necessária para a criação de um gradiente da velocidade de deslocamento. Num organismo, estas forças são derivadas da pressão sanguínea arterial. Em condições em que a reserva de dilatação do trajeto vascular está esgotada, os parâmetros reológicos são de particular importância, uma vez que a elevada viscosidade do sangue promove o crescimento da resistência periférica geral dos vasos, interferindo com a entrega óptima de oxigénio aos tecidos. A deficiência de oxigénio, por sua vez, leva a uma hipoxia local e a uma necrose do tecido.

Ao realizar este trabalho procurámos seguir a natureza dos distúrbios vasculares em várias fases de uma hipertirose, a inter-relação das derrotas reveladas do curso microvascular de um fígado e rins com violações das propriedades reológicas do sangue, para definir o carácter e o grau do sistema vascular. Acreditamos que os resultados obtidos expandem e aprofundam as ideias disponíveis sobre as bases patogénicas do desenvolvimento da tirotoxicose, os estados de hipertirose servirão de base para o esclarecimento do papel das violações reológicas e da frustração do microcirculador, e na patogénese, darão uma ideia do estado das membranas dos eritrócitos como principal componente dos elementos uniformes do sangue e do seu valor no desenvolvimento das violações reológicas. Os dados obtidos oferecem as perspectivas de desenvolvimento das novas abordagens de correção dirigidas à estabilização das estruturas de membrana, os componentes principais do curso da microcirculação sobre também desenvolvimentos de novos métodos modernos de tratamento.

CONSENTIMENTO

Não é aplicável.

INTERESSES CONCORRENTES

O autor declarou que não existem interesses concorrentes.

Tradutor AZIZ NURMATOV

REFERÊNCIAS

1 . Almond NE, Wheatley AM. Medição da perfusão hepática em ratos por fluxometria Doppler a laser. Am J Physiol Gastrointest Liver Physiol 262: G203-G209, 1992.

2 . Balabolkin M. I., Klebanova E. M., Kreminskaya V. M. Tiroidologia fundamental e clínica. M.: 2007. 816 p.

3 . Baskurt OK. Mecanismos de alteração da reologia do sangue. In: Baskurt OK, Hardeman MR, Rampling MW, Meiselman HJ, editores. Handbook of Hemorheology and Hemodynamics. IOS Press: Amesterdão, Berlim, Oxford, Tóquio, Washington, DC, EUA; 2007. pp. 170-190.

4 . Bauer M., Szuba M. P., Whybrow P. C. Psychiatric and behavioral manifestations of hyperthyroidism and hypothyroidism. Psiconeuroendocrinologia: as bases científicas da prática clínica. 2003. P. 419-444.

5 . Bellassoued M, Mnif M, Kaffel N, Rekik N, Rebai T, Tahri N, Krichen MS, Abid M. Thyrotoxicosis hepatitis: a case report. Ann Endocrinol (Paris). 2001 Jun;62(3):P.235-8.

6 . Belchikov YG, Marotta SE. Heparin management in a patient with thyroid storm.Pharmacotherapy. 2010 Apr; 30(4): P.134-138.

7 . Bertalot G., Montresor G., Tampieri M. et all. Diminuição dos auto-anticorpos da tiroide após a erradicação da infeção por Helicobacter pylori. Clin. Endocrinol. 2005. Vol. 61. P. 650 - 652.

8 . Bobrov A. E., Belyanchikova M.A., Kobylkina A. A. e et all. Perturbações mentais na doença de Greyvs. Materiais da conferência científica e prática de toda a Rússia em memória do professor A.I. Belkin. 2004. - M, P. 118120.

9 . Brownlie B/ E., Rae A. M., Welshe J. W. B., Wells J. E. Psychoses associated with thyrotoxicosis- 'thyrotoxic psychoses'. Um relato de casos, com análise estatística da incidência. Eur. J. Endocrinol. 2000. Vol. 142. P. 438 - 444.

10 Burkel WE. A estrutura fina dos ramos terminais do sistema arterial hepático do rato. Anat Rec.167: 329 -349, 1970.

11 Chernukh E M., Kovalenko N.Ya., Técnica de microscopia intravital luminosa. Boletim de biologia experimental e medicina. - 1970. N 9. P. 117 - 119.

12 Chistyakov D. A., Savostyanov K. V. Marcadores genéticos do bócio tóxico difuso. Problemas de endocrinologia. 2001. T 47. No. 2.P. 3-4.

13 Davies TF, Yin X, Latif R. A genética do recetor da hormona estimulante da tiroide: história e relevância. Thyroid. 2010 Jul;20(7):727-736.

14 Dedov I. I., Melnichenko G. A. Endocrinologia. M.: 2008. 304 p.

15 Dimitriadis GD, Raptis S A. Thyroid hormone excess and glucose intolerance. Exp Clin Endocrinol Diabetes. 2001;109 (Suppl 2) P.225-239.

16 Dintenfass L. Rheology of Blood in Diagnostic and Preventive Medicine (Reologia do Sangue em Medicina Diagnóstica e Preventiva). Boston. 1976.

17 Dintenfass L. Blood Viscosity and Hyperviscotaemia (Viscosidade do sangue e hiperviscotemia). - Lancaster, 1985.

18 Ebert E C. A tiroide e o intestino. J Clin Gastroenterol. 2010 Jul;44(6): P.402-406.

19 Emine Sütken, Aysen Akalin, Filiz Ozdemir, Omer Çolak. Perfil lipídico e níveis de homocisteína, leptina, fibrinogénio e proteína C-reactiva em pacientes com hipertiroidismo antes e depois do tratamento. Dicle Tip Derg / Dicle Med J Cilt/Vol 37, № 1, P.1-7.

20 Erem C. Coagulação sanguínea, atividade fibrinolítica e perfil lipídico na doença subclínica da tiroide: o hipertiroidismo subclínico aumenta a atividade do fator X no plasma. Clinical Endocrinology. 2006. Vol. 64. P. 323-329.

21 Franklyn JA. Alterações metabólicas na tirotoxicose. In: Braverman LE, Utiger RD, editores. The Thyroid: A Fundamental and Clinical Text. 8ª Ed. Philadelphia: Lippincott Williams & Wilkins; 2000. pp. 667-672

22 Golber L. M., Kandror V.I. Cardiothyrotoxicosis. M.: 1972. 344 p.

23 Gendeleka G.F. Uma síndrome autoimune de um recruzamento (síndrome de sobreposição) em doenças de uma glândula tiroide. Revista internacional de endocrinologia. 2 (26) 2010. C. 117 - 128.

24 Hanson K. ML Respostas dilatadoras da vasculatura hepática canina. Angiologica. - 1983: 10. P 15-23.

25 Haramonenko S. S., Rakityanskaya A. A. A eletroforese de células sanguíneas é normal e também patológica. Belarus. Minsk. 1974. 141 p.

26 Jorns A, Tiedge M, Lenzen S. Thyroxin induces pancreatic β - cell apoptosis in rats. Diabetologia. 2002. 45 №6. P. 851-855.

27 Kardon RH, Kessel RG. Organização tridimensional da microcirculação hepática no roedor, observada por microscopia eletrónica de varrimento de moldes de corrosão. Gastroenterologia 79: 72-81, 1980.

28 Karimov H. Ya. Investigação dos problemas da microcirculação: principais resultados e perspectivas. Jornal Médico do Uzbequistão. 2003.№6 P. 96 - 99.

29 Katyukhin L. N. O papel dos determinantes reológicos dos eritrócitos na regulação da estrutura do fluxo sanguíneo. Diagnóstico de laboratório clínico. 2001. No. 12. P. 22 - 24, 33.

30 Kozlov EK, Fomin WA, Moroz VV, et al. Violação espaço-temporal dos processos metabólicos no sistema sangue-tecido em estados terminais do organismo. Fisiologia Patológica e Terapia Experimental. 2004;1:20-22.

31 Lautt WW. Processos reguladores que interagem para manter a constância do fluxo sanguíneo hepático: complacência vascular, resposta do tampão arterial hepático, reflexo hepatorrenal, regeneração do fígado e fuga à vasoconstrição. Hepatol Res37: 891-903, 2007.

32 Luksha L. S., Bagel I. M., Lobanok L.M. Reacções de dilatação contractivas e dependentes do endotélio de uma aorta num hipertiroidismo. Problemas de endocrinologia, 2000, 46, No. 6. P 38-41.

33 Markou K., Georgopoulos N., Kyriazopoulou V., Vagenakis A. G. Iodine-indduced hypothyroidism.Thyroid. 2001. Vol. 11. P. 501 - 510.

34 McAllister R.M., Vance D, Grossenburg et all. Effects of hyperthyroidism on vascular contractile and relaxation responses. Am J Physiol Endocrinol Metab. 1998. 274:E 946 - 953.

35 Medvedev I. N., Savchenko A. P., Zavalishina S. Yu. Abordagens metodológicas para uma pesquisa de propriedades reológicas do sangue em vários estados. Jornal cardiológico russo. 2009. No. 5. T 79. P. 42 - 45.

36 Melnik I. R. Desordem no sistema de hemostasia em pacientes com tireotoxicose. Notícias médicas. 2008. No. 11. P. 26-29.

37 Menger MD, Marzi I, Messmer K. Microscopia de fluorescência in vivo para análise quantitativa da microcirculação hepática em hamsters e ratos. Eur Surg Res23: 158 -169, 1991.

38 Michael J. Simmonds, Herbert J. Meiselman, Oguz K. Baskurt. Blood rheology and aging . J Geriatr Cardiol. 2013; 10(3): 291-301.

39 Modzelewska A, Szelachowska M, Zonenberg A. Marcadores selecionados de disfunção endotelial em doentes com hipertiroidismo subclínico e evidente. Endokrynol Pol. 2006 maio-Jun;57(3):P.202-210.

40 Morishita E, Hashimoto T, Asakura H. Aumento dos níveis plasmáticos do inibidor da via do fator tecidular livre em doentes com doença de Graves. Thromb Haemost. 1998 May;79(5):P. 919-923.

41 Muravev AV, Yakusevich VV, Zamyshlyaev AV, et al. Análise das alterações reológicas do sangue com base no conceito de perfil hemorreológico. Diagnóstico laboratorial clínico. 2001;7:43-45.

42 Nica EA, Ionescu BE, Ghinea D. Hipertiroidismo - causa de depressão e psicose: relato de um caso. Med Life. 2009;2(4): P.440-442.

43 Nyirenda M.J., Clark D.N., Finlayson A.R. et all. Thyroid disease and increased cardiovascular risk. Thyroid. 2005. Vol. 15, N 7. P. 718-725.

44 Ozcan M.A. ,Çomlekçi A., Demirkan F. et al. Níveis plasmáticos do inibidor da via do fator tecidular livre em doentes com vários distúrbios da tiroide. Thromb. Res. 2003. Vol. 110, N 4. P. 243-247.

45 Paknys G, Kondrotas AJ, Kevelaitis E. Factores de risco e patogénese da tiroidite de Hashimoto (Kaunas). Medicina 2009;45(7):574-83.

46 Pannarale L, Onori P, Borghese F, Conte D, Gaudio E. Organização tridimensional dos ramos terminais da artéria hepática: um estudo de microscopia eletrónica de varrimento de moldes de corrosão vascular de fígado de rato. Ital J Anat Embryol112: 1-12, 2007.

47 Putvinsky A. V., Popov S.A., Puchkova T. V., Danilov Yu. A., Vladimirov Yu.A. Propriedades eletrocinéticas de uma membrana de eritrócitos devido à diferença de potencial difusa. Biophy sics.1983.-№3. P. 505-506.

48 Radu Iliescu, Solana R. Fernandez, Silvia Kelsen, et all. Papel da microcirculação renal na doença renovascular experimental. Nephrol Dial Transplant (2010) 25: 1079 - 1087.

49 Ramzi A Ajjan, Anthony P Weetman. Gestão médica do hipertiroidismo. US Endocrine Disease. 2007. P. 73 - 76.

50 Roti E., Uberti E. D. Excesso de iodo e hipertiroidismo. Tiroide. 2001. Vol. P. 493 - 500.

51 Roytman E. V., Dementiev I. I., Azizova O.A. et all. Alteração das propriedades reológicas de um sangue e resistência osmótica dos eritrócitos na ativação de processos de radicais livres. Diagnóstico de laboratório clínico.2001.No. 3.P. 42 - 43.

52 Sarandol A., Taneli B., Sivroglu V. Hypothalamic-pituitary-adrenal and Hypothalamic-pituitary-thyroid is findings in depressive disorder. Turk. Psikiatrib Derg. 2003. Vol 14, № 2. P. 116 - 124.

53 Shih C.H., Chen S.L., Yen C.C. et all. Regulação transcricional do fibrinogénio e das proteínas da coagulação dependente do recetor da hormona tiroideia. Endocrinology. 2004. Vol. 145. P. 2804-2814.

54 Shilkina N. do Item VII da conferência internacional "Gemoreologia e Microcirculação" (dos mecanismos funcionais na clínica). Arquivo terapêutico. 2010. No. 5. P. 77 - 80.

55 Shustov S. B., Yakovlev V. A., Yakovlev V. V. Caraterísticas de uma hemodinâmica em disfunções de uma glândula tireoide. Medicina clínica. 2000. No. 8. P. 61-65. 7.

56 Smirnov V. V., Makasan N. V. Síndrome de hipertiroidismo: causas, diagnóstico, tratamento. Doutor. 2010. No. 5. S. 71-79.

57 Targher G, Pichiri I, Zoppini G, Bonora E, Chonchol M. Hemostatic and fibrinolytic abnormalities in endocrine diseases: a narrative review. Semin Thromb Hemost. 2009 ;35(7): P.605-612.

58 Telkov I. L., Karpov R. S. O papel das hormonas da tiroide na regulação da atividade cardíaca. Medicina clínica. 2004. No. 1. P. 12-17.

59 Udovichenko V.I. Um viscosímetro avançado de Koupli para determinação da viscosidade em pequenas amostras de sangue em condições termoestáveis. Fisiopatologia e terapia experimental. 1978. No. 1. P. 73-75.

60 Upadhyay G, Singh R, Kumar A, Kumar S, Kapoor A, Godbole MM. O hipertiroidismo grave induz a apoptose mediada por mitocôndrias no fígado de ratos. Hepatology. 2004 Abr; 39 (4): P. 1120-1123.

61 Vanushko, V. E., Fadeev V. V., Latkina N. No tratamento cirúrgico do bócio tóxico difuso. Problemas de endocrinologia. 2006. T 52. No. 3. P. 50-56.

62 Vargas F, Moreno JM, Rodriguez-Gomez I, Wangensteen R, Osuna A. Distúrbios vasculares e da função renal da tiroide. Eur. J de Endocrinologia. 2006, 154(2): P. 197-212.

63 Vasina L. V., Mitreykin V. F., Petrishchev N. N. Haemostatic properties an endothelium at a diffusion toxic craw. Problemas de endocrinologia. 2003. T 49. No. 5. Página 39 - 41.

64 VOLLMAR B., Michael D. MENGER. The Hepatic Microcirculation: Mechanistic Contributions and Therapeutic Targets in Liver Injury and Repair (Contribuições Mecânicas e Alvos Terapêuticos na Lesão e Reparação Hepática). Physiol Rev 2009;89: 1269 -1339.

65 . Waldina E. A. Doenças da glândula tiroide. 3-e Ed. Pedro, 2006. - 368 p.

66 . Weetman A. P., Shepherdle Y. C. A., Mansell P. et all. Thyroid overexpression of type 1 and type 2 deiodinase may account for the syndrome of low thyroxin and increasing triiodothyronine during propilthyouracil treatment. Eur. J. Endocrinol. 2000. Vol. 149. P. 443 - 447.

67 Yamamoto K, Sherman I, Phillips MJ, Fisher MM. Observações tridimensionais das terminações arteriais hepáticas em fígado de rato, hamster e humano por microscopia eletrónica de varrimento de moldes microvasculares. Hepatology5: 452-456, 1985.

68 Yücel R, Ozdemir S, Dariyerli N, Toplan S, Akyolcu MC, Yigit G. Fragilidade osmótica eritrocitária e peroxidação lipídica no hipertiroidismo experimental. Endocrine. 2009 Dec;36(3): P. 498-502.

69 Zubkova S. T. Caraterísticas das perturbações cardiovasculares na tirotoxicose. HEALTHY*E Ucrânia. 2008, 20/1. P. 50-51.

70 Zweifach B. W., Intaglietta M. Mechanics of fluid movement across single capillaries in the rabbit. Microvasc. Res. 1968. V1. P. 83-102.

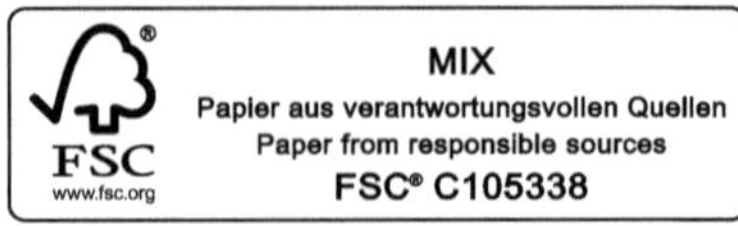

Printed by Books on Demand GmbH, Norderstedt / Germany